Keon-Cheol Lee
In-Rae Cho

Chronische Prostatitis/ chronisches Beckenschmerz-Syndrom bei Heranwachsenden

AF288560

Keon-Cheol Lee
In-Rae Cho

Chronische Prostatitis/ chronisches Beckenschmerz-Syndrom bei Heranwachsenden

ScienciaScripts

This book is a translation from the original published under ISBN 978-3-659-96688-0.

Publisher:
Sciencia Scripts
is a trademark of
Dodo Books Indian Ocean Ltd. and OmniScriptum S.R.L publishing group

120 High Road, East Finchley, London, N2 9ED, United Kingdom
Str. Armeneasca 28/1, office 1, Chisinau MD-2012, Republic of Moldova, Europe
Printed at: see last page
ISBN: 978-620-7-94945-8

Vorwort

Während der Studien über die chronische Prostatitis bei Jugendlichen wurden wir auf die wichtige anatomische, physiologische und psychologische Bedeutung dieser chronischen Krankheit in der Zeit aufmerksam, in der sich die Reifung der Prostata mit einem Hormonschub entwickelt, der die sekundäre Geschlechtsreife hervorruft.

Wenn Lambert academic publishing eine Buchveröffentlichung zu diesem Thema empfiehlt, möchten wir diese Krankheit einer speziellen Altersgruppe ausführlich erklären. Aber nach dem Schreiben müssen wir gestehen, dass unser Wissen zu kurz ist, um diese Krankheit gründlich zu erklären. Ja, sie ist auch bei Jugendlichen ein schwarzes Schaf. Es sind weitere Studien erforderlich, um unbekannte Aspekte dieser Krankheit zu klären.

Wir danken dem akademischen Verlag Lamber und der Herausgeberin, Frau Guberschi Stefana. Und wir bedanken uns bei der Zeitschrift Investigative and Clinical Urology, der offiziellen Zeitschrift der Korean Urological Association, für die Erlaubnis, unseren eigenen Artikel, der in dieser Zeitschrift veröffentlicht wurde, teilweise zu zitieren.

September 25, 2017

Keon-Cheol Lee, MD, PhD.

Außerordentlicher Professor der Abteilung für Urologie, Universität Inje, Krankenhaus Ilsanpaik

In-Rae Cho, MD, PhD.

Professor der Abteilung für Urologie, Universität Inje, Krankenhaus Ilsanpaik

INHALTSVERZEICHNIS:

I. Einführung

Die chronische Prostatitis (CP) bzw. das chronische Beckenschmerzsyndrom (CPPS) ist eine sehr häufige Prostataerkrankung, die vor dem 50. Lebensjahr auftritt und 8-14 % der Besuche in urologischen Kliniken ausmacht. Die Auswirkungen der chronischen Prostatitis auf die Lebensqualität der Patienten sind durch die typischen chronischen Beckenschmerzen und die begleitenden Miktionssymptome schwerwiegend.

Es gibt viele Studien über CP/CPPS bei erwachsenen Patienten, aber die Berichte über CP/CPPS bei Jugendlichen sind selten. Der Grund dafür könnte die geringe Inzidenz von CP/CPPS in der Jugendzeit sein. Eine kürzlich durchgeführte Gemeinschaftsstudie ergab jedoch eine Prävalenz von 13,3 % CP-ähnlichen Symptomen bei männlichen Heranwachsenden. Obwohl die Prävalenzen früherer Studien etwas niedriger sind als in dieser Studie, lagen sie zwischen 2,0 und 8,3 %.

Natürlich unterscheidet sich die Prävalenz in der Bevölkerung von der der Patienten in der urologischen Abteilung, und CP-ähnliche Symptome können neben CP/CPPS auch viele andere Störungen umfassen. Wir müssen jedoch die Möglichkeit in Betracht ziehen, dass CP/CPPS und seine wichtige Bedeutung in der Jugendzeit unterschätzt werden.

Während der Pubertät wird die Fortpflanzungsfunktion der Prostata aktiv, und die Sekrete der Prostata machen den größten Teil des Spermas aus. Die Prostata wächst in der Vorpubertät nur langsam und wächst dann während der Pubertät aufgrund des pubertären Anstiegs des Serumtestosterons rasch an.

Die Entzündung in dieser sich schnell verändernden Zeit könnte sich schädlich auf die normalen physiologischen Prozesse der Prostata auswirken, und die Adoleszenz ist bekanntlich eine kritische Zeit für die geistige, soziale und emotionale Entwicklung. Die Untersuchung von CP/CPPS bei Jugendlichen könnte aus diesen Gründen wertvoll sein.

Eine andere Frage ist, ob es einen Unterschied zu erwachsenen CP/CPPS-

Patienten gibt. Ein Bericht über CP/CPPS in der Pubertät zeigte, dass bei jugendlichen Patienten eine Beckenbodenstörung vorherrschte und Biofeedback zur Kontrolle der Symptome wirksam war. Sie berichteten, dass die Mehrheit der pubertären CP/CPPS der Kategorie III-B angehörte und dass die Entleerungsstörung das vorherrschende Symptom war, was sich von den schmerzdominanten klinischen Situationen und der gleichmäßigen Verteilung der Kategorien III-A (entzündliches chronisches Beckenschmerzsyndrom) und III-B (nicht-entzündliches chronisches Beckenschmerzsyndrom) bei erwachsenen CP/CPPS unterscheidet.

In diesem Buch haben wir versucht, die klinischen Merkmale von jugendlichen CP/CPPS-Patienten im Vergleich zu jungen erwachsenen Patienten zu analysieren, um diese Fragen zu untersuchen. Bevor wir uns mit jugendlichen CP/CPPS-Patienten befassen, erläutern wir allgemeine Konzepte von CP/CPPS, da wir der Meinung sind, dass es sich bei jugendlichen CP/CPPS-Patienten um eine spezielle Untergruppe der allgemeinen CP/CPPS handelt.

II. Allgemeines Konzept von CP/CPPS

Was ist CP/CPPS?

Chronische Prostatitis (CP) ist die chronische Entzündung der Prostata mit typischen chronischen Beckenschmerzen in verschiedenen Bereichen. Die Schmerzdauer sollte mindestens drei Monate innerhalb der letzten sechs Monate betragen. Die verschiedenen Beckenschmerzorte haben keine Läsionen an sich, und es handelt sich um eine Art verwiesenen Schmerz, der durch die Schmerztortheorie erklärt wird. Die Ursache oder der Ursprung des übertragenen Schmerzes ist die Prostata, und die Entzündung der Prostata ist der Beginn der Kaskade. Bei einigen Arten der chronischen Prostatitis gibt es jedoch keine Entzündung der Prostatasekrete, was sich von der Bedeutung des Begriffs Prostatitis im Wörterbuch unterscheidet und uns bei der Definition verwirrt. Die Dysfunktion der Beckenbodenmuskulatur scheint bei diesen Patienten die Hauptrolle zu spielen. Das chronische Beckenschmerzsyndrom (CPPS) wird verwendet, um diese komplexen Situationen bei der Definition dieser Krankheit zu erklären, und CP/CPPS wird häufig zur Bezeichnung dieser Krankheit verwendet.

CP/CPPS ist eine sehr häufige Erkrankung mit einer Prävalenzrate von 5 bis 9 % bei Erwachsenen und macht 25 % der Besuche in urologischen Ambulanzen aus. Der Leidensdruck der CP/CPPS-Patienten ist hoch und ähnelt dem eines kürzlich erlittenen Myokardinfarkts, einer instabilen Angina pectoris oder eines aktiven Morbus Crohn, einer schweren chronischen Darmentzündung.

Die chronische, häufig rezidivierende und manchmal refraktäre Natur dieser Krankheit beunruhigt sowohl Urologen als auch Patienten. Obwohl viele Studien zu dieser Krankheit durchgeführt wurden, sind viele Aspekte der CP/CPPS in Bezug auf Pathophysiologie und Behandlung noch unbekannt. So bezeichnete Stamey die chronische Prostatitis als "Papierkorb der klinischen Unwissenheit" und Nickel nannte diese Krankheit "das schwarze Schaf in der Familie der Prostataerkrankungen". Diese Spitznamen erklären gut die

Schwierigkeiten der Urologen bei der Behandlung refraktärer Patienten mit CP/CPPS.

Die Ätiologie von CP/CPPS ist nicht bekannt, aber es kommen infektiöse, autoimmune, neurologische, endokrine und psychologische Ursachen in Frage. Historisch gesehen wurde die Ursache der Prostatitis im 19. Jahrhundert als Folge eines wiederkehrenden perinealen Traumas beim Reiten oder einer übermäßigen Ejakulation angesehen. Im 20. Jahrhundert wurde das Konzept der infektiösen Ursache eingeführt, und 1920-1930 galten Gonokokken als die verursachenden Organismen. In den 1950er Jahren wurden nicht-bakteriologische Faktoren eingeführt, und die Bezeichnung Prostatodynie wurde erstmals 1978 von Drach verwendet. Seitdem hat eine neue Ära der Konzentration auf nicht-entzündliche Faktoren dieser Krankheit begonnen.

Natürlich sind bei einigen Prostatitis-Patienten Mikroorganismen die Ursache, und *Esherichia coli* ist der häufigste Erreger bei diesen Patienten. Akute Prostatitis und chronische bakterielle Prostatitis sind diese Art von Prostatitis und andere Erreger sind *Pseudomonas aeruginosa, Streptococcus faecalis* und einige grampositive Bakterien.

Die Rolle der normalen Flora der Harnröhre ist umstritten, da die Kultivierung von Prostatasekret und Sperma durch diese Harnröhrenflora kontaminiert werden kann. Bei der neueren molekularbiologischen Labordiagnose mit Hilfe der Polymerase-Kettenreaktion wird auch die Möglichkeit diskutiert, bereits abgestorbene Krankheitserreger oder eine normale Flora nachzuweisen. Die Ursache des CPPS ist nicht bekannt, doch werden Autoimmunerkrankungen, Urinrückfluss in die Prostatagänge, Viren, Spannungsmyalgie des Beckenbodenmuskels und Funktionsstörungen des Blasenhalses oder der Prostata-Urethra als mögliche pathophysiologische Mechanismen vorgeschlagen.

Es scheint eine gewisse Korrelation zwischen CP/CPPS und interstitieller Zystitis zu bestehen. In einem Bericht wurde festgestellt, dass 58 % der

CP/CPPS-Patienten gleichzeitig eine interstitielle Zystitis haben, und es besteht die Möglichkeit, dass sie dieselbe Pathophysiologie haben. Bei den beiden Erkrankungen kann es sich um ein und dieselbe Krankheit handeln, und beide haben auch ähnlich starke psychische Symptome. Bei CP/CPPS treten häufig psychologische Symptome wie Depressionen und Angstzustände auf, und diese psychologischen Symptome könnten sekundäre Symptome von CP/CPPS sein oder von Beginn der Pathophysiologie an auftreten.

Klassifizierung von CP/CPPS

Unter den verschiedenen Klassifizierungssystemen für CP/CPPS ist die 1995 veröffentlichte NIH-Klassifizierung (National Institutes of Health) die am häufigsten verwendete. In dieser Klassifikation ist Kategorie I die akute bakterielle Prostatitis, Kategorie II die chronische bakterielle Prostatitis, Kategorie III die chronische nichtbakterielle Prostatitis/chronisches Beckenschmerzsyndrom und Kategorie IV die asymptomatische entzündliche Prostatitis. Kategorie III wird in die Unterkategorien III-a und III-b eingeteilt. Kategorie III-a ist das entzündliche chronische Beckenschmerzsyndrom und Kategorie III-b das nicht entzündliche chronische Beckenschmerzsyndrom. Pathologen verwendeten andere Klassifizierungen, die auf den pathologischen Befunden der anatomischen Läsion und den Mustern oder dem Schweregrad der mikroskopischen Entzündung basierten. Heutzutage ist jedoch das NIH-Klassifizierungssystem das einzige gängige, klinisch verwendete System.

Die akute bakterielle Prostatitis unterscheidet sich klinisch stark von anderen Arten der Prostatitis.

Sie hat einen schweren akuten fiebrigen Verlauf, der in der Regel eine stationäre Behandlung erfordert. In dieser Zeit kann der Patient Schwierigkeiten bei der Blasenentleerung haben, die oft durch eine suprapubische Zystostomiekatheterdrainage gelindert werden. Mit Antibiotika, Flüssigkeitszufuhr und unterstützendem Management erholen sich die Patienten jedoch vollständig vom akuten Verlauf, auch wenn einige Patienten eine chronische Prostatitis entwickeln können.

Tabelle 1. NIH-Klassifizierung der Prostatitis

Category I. Acute bacterial prostatitis
Acute infection of prostate gland
Category II. Chronic bacterial prostatitis
Recurrent urinary tract infection
Category III. Chronic non-bacterial prostatitis/chronic pelvic pain syndrome
Discomfort or pain in the various pelvic regions with variable voiding and sexual symptoms
III-a. Inflammatory chronic pelvic pain syndrome
Inflammatory cells in semen/prostatic secretions/VB3
III-b. Non-inflammatory chronic pelvic pain syndrome
No inflammatory cells in semen/prostatic secretions/VB3
Category IV. Asymptomatic inflammatory prostatitis
No symptoms despite of inflammation in semen/prostatic secretions/VB3/biopsy

VB3: entleerte Blase 3, Urin nach Prostatamassage

Eine chronische bakterielle Prostatitis kann sich als rezidivierende Urethritis äußern, weil in der Prostata verkapselte Organismen wiederholt in die Harnröhre austreten und eine Entzündung der Harnröhre verursachen. Bei klinisch rezidivierender Urethritis bei männlichen Patienten kann von einer möglichen chronischen bakteriellen Prostatitis ausgegangen werden.

Klinisch gesehen ist Kategorie III der häufigste Typ, und die meisten Patienten, die die urologische Abteilung aufsuchen, werden diesem Typ von Prostatitis zugeordnet. Die Patienten klagen über Unwohlsein oder Schmerzen in den verschiedenen Beckenbereichen. Die häufigste Schmerzstelle ist das Perineum (zwischen Anus und Hodensack), weitere Stellen sind Hoden, Penis, Schambereich, Perianus, Innenschenkel und sogar der untere Rücken. Vor allem der Schmerz oder das Unbehagen bei der Ejakulation ist ein spezifisches Merkmal der chronischen Prostatitis. Der Ejakulationsschmerz kann während des Höhepunkts (Ejakulation) oder nach der Ejakulation auftreten. Der Ejakulationskanal, der das Sperma in die Harnröhre leitet, befindet sich in der

Prostata, und der Urin fließt durch das Zentrum der Prostata, was erklärt, warum bei Prostataerkrankungen häufig Harn- und Ejakulationsstörungen auftreten. Patienten der Kategorie III können in unterschiedlichem Ausmaß auch über Entleerungsbeschwerden oder sexuelle Funktionsstörungen klagen. Bei einigen Patienten der Kategorie III (III-a) ist eine Entzündung zu beobachten, die sich im Sperma, im exprimierten Prostatasekret (EPS) oder im Urin nach der Prostatamassage (VB3) nachweisen lässt. Bei Patienten der Kategorie III-b wird keine Entzündung beobachtet, aber die Symptome sind die gleichen wie bei Patienten der Kategorie III-a. Die klinischen Verläufe von Patienten der Kategorien III-a und III-b sind ähnlich, und auch die Reaktionen auf die Behandlung sind in der Regel die gleichen. Es besteht also die Tendenz zu denken, dass es nicht notwendig ist, die Kategorien III-a und III-b in Bezug auf die Behandlung zu unterscheiden, sondern nur zum Zweck der kategorischen Einteilung. In Wirklichkeit zeigt sich bei wiederholter Prostatamassage mit zeitlichem Abstand im Rahmen der Nachsorge in der Ambulanz oft, dass sich III-a (entzündlich) von III-b (nicht entzündlich) unterscheidet. Unter den chronischen Formen der chronischen Prostatitis macht die chronische bakterielle Prostatitis etwa 5 % aus, während III-a etwa 64 % und III-b etwa 31 % ausmacht.

Bei der Kategorie IV CP/CPPS handelt es sich um eine asymptomatische Entzündung der Prostata. Bei diesen Patienten ist die Entzündung im Sperma, bei der Prostatamassage, im Urin nach der Massage und in der Prostatabiopsie nachweisbar. Nachdem PSA (prostataspezifisches Antigen) zur Früherkennung von Prostatakrebs eingesetzt wurde, nahm die Zahl der Prostatabiopsien zu und die zufällig gefundene Prostataentzündung stieg ebenfalls an. CP/CPPS der Kategorie IV sind in der Regel nicht behandlungsbedürftig, aber bei einigen Patienten könnte eine Behandlung aus bestimmten Gründen notwendig sein. Bei unfruchtbaren Männern mit Prostataentzündung könnte eine Behandlung durchgeführt werden, um die Spermienqualität, die Beweglichkeit der Spermien oder andere Gründe zu verbessern. Bei Patienten mit hohem PSA-Wert und Prostataentzündung kann versucht werden, den PSA-Wert durch die Behandlung der Prostataentzündung zu normalisieren, um eine unnötige Prostatabiopsie zu vermeiden, wobei jedoch die Möglichkeit eines Prostatakrebses zu beachten ist. Obwohl eine akute Prostataentzündung als notwendige Voraussetzung für einen PSA-Anstieg gilt, kann auch eine subklinische chronische Entzündung den PSA-Wert erhöhen, und dieses Konzept wird von vielen Urologen weitgehend akzeptiert. Der interessante Zusammenhang zwischen der Entzündung der Prostata und der Entstehung von Krebs wurde zwar untersucht, aber eine eindeutige Schlussfolgerung wurde noch nicht gezogen. Gegenwärtig geht man allgemein davon aus, dass Prostatakrebs und Prostatitis von vornherein verschieden sind und eine Prostatitis nicht zu Krebs führt.

NIH-CPSI (Nationales Institut für Gesundheit - Chronische Prostatitis-Symptom-Index)

Die Bewertung der Symptome von CP/CPPS-Patienten erfolgt durch die individuelle Befragung der Patienten durch die Ärzte. Anamnese und körperliche Untersuchung sind bei dieser wie auch bei anderen Krankheiten sehr wichtig. Neben der individuellen Bewertung durch Gespräche mit den Patienten werden bei CP/CPPS häufig bestimmte selbstverwaltete Fragebögen verwendet. Von diesen Fragebögen ist der NIH-CPSI das am häufigsten verwendete validierte Bewertungsinstrument. Der NIH-CPSI besteht aus 3 Bereichen: Schmerzen, Harnsymptome und Auswirkungen auf die Lebensqualität. Der Fragebogen besteht aus 9 Fragen, wobei die Fragen 1, 2, 3 und 4 den Bereich Schmerzen oder Beschwerden betreffen. Die Fragen 5 und 6 beziehen sich auf Harnsymptome. Die Fragen 7, 8 und 9 betreffen die Auswirkungen der Symptome und die Lebensqualität. Frage 1 fragt nach Schmerzen oder Beschwerden im Bereich zwischen Rektum (Damm) und Hoden, Hoden, Penisspitze (nicht im Zusammenhang mit dem Wasserlassen) und unterhalb der Taille (Scham- oder Blasenbereich) während der letzten

Woche. Diese Bereiche sind sehr häufige Schmerzorte bei CP/CPPS, und das Vorhandensein von Schmerzen oder Unbehagen in jedem Bereich wird jeweils mit 1 Punkt bewertet. In Frage 2 wird nach dem Auftreten von Schmerzen oder Brennen beim Wasserlassen, während oder nach dem sexuellen Höhepunkt (Ejakulation) gefragt. Schmerzen oder Brennen beim Wasserlassen können auch bei sexuell übertragbaren Infektionen oder Harnwegsinfektionen auftreten, und wir sollten bei der Interpretation dieser Patienten vorsichtig sein. Frage Nummer 3 betrifft die Häufigkeit von Schmerzen oder Beschwerden in einem dieser Bereiche in der letzten Woche. Die Antwortmöglichkeiten reichen von nie bis immer, und die Likert-Skala reicht von 0 (nie) bis 5 (immer). Frage 4 bezieht sich auf die Schwere der durchschnittlichen Schmerzen oder Beschwerden an den Symptomtagen in der letzten Woche. Die Skala reicht von 0 (keine Schmerzen) bis 10 (unvorstellbar starke Schmerzen). Frage Nummer 5 fragt nach dem Gefühl, die Blase nach dem Wasserlassen in der letzten Woche nicht vollständig entleert zu haben, und wird ebenfalls auf einer Likert-Skala von 0 (überhaupt nicht) bis 5 (fast immer) beantwortet. Frage 6 fragt nach der Häufigkeit des Wasserlassens weniger als zwei Stunden nach Beendigung des Wasserlassens in der letzten Woche und wird ebenfalls auf einer Likert-Skala von 0 (überhaupt nicht) bis 5 (fast immer) beantwortet. Frage 7 fragt danach, wie sehr die Symptome den Patienten in der letzten Woche daran gehindert haben, die Dinge zu tun, die er normalerweise tut, und die Antworten reichen von 0 (gar nicht) bis 3 (sehr). Frage 8 lautet, wie oft der Patient in der letzten Woche über seine Symptome nachgedacht hat, und die Antworten reichen von 0 (gar nicht) bis 3 (sehr viel). Frage Nummer 9 ist die Gesamtbewertung der Lebensqualität. Wie würde er sich fühlen, wenn er den Rest seines Lebens mit seinen Symptomen so verbringen würde, wie sie in der letzten Woche aufgetreten sind? Die Antwort lautet 0 (zufrieden), 1 (zufrieden), 2 (überwiegend zufrieden), 3 (etwa gleich zufrieden und unzufrieden), 4 (überwiegend unzufrieden), 5 (unglücklich) und 6 (schrecklich). Die Werte für Schmerzen oder Beschwerden können zwischen 0 und 21 liegen, wobei mehr als 4 Punkte als mehr als leichte Symptome und mehr als 8 Punkte als mehr als mäßige Symptome definiert sind. Die Werte für Harnsymptome können von 0 bis 10 reichen. Die Werte für die Beeinträchtigung der Lebensqualität können zwischen 0 und 12 liegen. Der NIH-CPSI wurde 1999 vom CPCRN (Chronic Prostatitis Collaborative Research Network) bekannt gegeben und wird in großem Umfang für klinische und akademische Studienzwecke verwendet. Der NIH-CPSI ist auch für die Nachbeobachtung von CP/CPPS-Patienten nützlich, um die Verbesserung der Symptome zu beurteilen, doch gibt es auch einige Kritikpunkte. Erstens beschränkten sich die Probanden der ersten Studien, in denen der NIH-CPSI verwendet wurde, auf eine gebildete, weiße Bevölkerung mit hohem sozioökonomischem Status, so dass eine direkte Übertragung auf die allgemeine Bevölkerung schwierig ist. Zweitens können bei sexuell aktiven jungen Patienten keine Aussagen zur sexuellen Funktion gemacht werden. Schließlich besteht die Sorge, dass keine Korrelation zwischen den Gesamtergebnissen und den Ergebnissen der einzelnen Bereiche besteht. Von den drei Bereichen ist der Bereich, der sich auf die Lebensqualität auswirkt, der wichtigste. Trotz dieser Einschränkungen wird das NIH-CPSI weithin verwendet und ist inzwischen als einziges zertifiziertes, objektives und nützliches Instrument zur Bewertung von CP/CPPS anerkannt.

Management von CP/CPPS

Die Behandlung der akuten Prostatitis und der chronischen bakteriellen Prostatitis ist eindeutig, und Antibiotika werden mit gutem Erfolg eingesetzt. Die Behandlung von CP/CPPS (nicht bakterielle Prostatitis) ist jedoch empirisch und durch einen Mangel an randomisierten, placebokontrollierten klinischen Studien begrenzt. Zur Behandlung von Patienten mit CP/CPPS werden häufig antimikrobielle Mittel eingesetzt. Der Grund für den Einsatz von Antibiotika bei nichtbakterieller Prostatitis ist, dass bei der Entwicklung von CP/CPPS einige unentdeckte Mikroorganismen vorhanden sein könnten. Bei akuter Prostatitis können alle Antibiotika in das entzündete Prostatagewebe eindringen, aber bei chronischer Prostatitis haben nur Antibiotika aus der

Familie der Chinolone die Fähigkeit, die Prostatakapsel ausreichend zu durchdringen. Andere häufig verwendete Medikamente sind O-Adrenozeptor-Antagonisten, Entzündungshemmer, trizyklische Antidepressiva und Anticholinergika. Zu den drei Therapien der ersten Wahl gehören Antibiotika, Alphablocker und Entzündungshemmer. Alphablocker sind Medikamente, die die alpha-adrenergen Rezeptoren der Prostata blockieren, was zu einer Entspannung der Prostataverengung führt und auch viele andere Wirkungen entfaltet. Es wird berichtet, dass Alphablocker die Wirksamkeit von Antibiotika bei der Behandlung verstärken und eine gewisse Rolle bei der Verhinderung von Rückfällen spielen. Das Konzept der neurogenen Entzündung in der Pathophysiologie von CP/CPPS verleiht dem Alphablocker auch eine wichtige Rolle bei der Blockierung des pathologischen Nervenpfads.

Die Zweitlinientherapie von CP/CPPS besteht aus physikalischer Therapie, Mikrowellenwärmetherapie und Phytotherapie. Die Phytotherapie bei CP/CPPS hat ein geringes Nebenwirkungsrisiko bei unbestimmter Wirksamkeit. Mögliche Mechanismen sind die Aktivierung des Immunsystems, eine entzündungshemmende Wirkung, eine schmerzlindernde Aktivität oder eine krampflösende Wirkung. Häufig verwendete Mittel sind Sägepalmen, Dong Quai, Allium sativum, Pygeum und Pollenextrakte. Physikalische Therapie für den Beckenboden kann in Form von Biofeedback, elektrischer Stimulation und extrakorporaler Magnetstimulation des Stuhls eingesetzt werden und hat eine gewisse Wirksamkeit bei der Kontrolle der Symptome gezeigt, hat aber einen Schwachpunkt in Bezug auf das Wiederauftreten nach Beendigung der Behandlung. Andere Maßnahmen zur Änderung unerwünschter Gewohnheiten sollten kombiniert werden. Die Patienten sollten perineale Kompression und traumatische Bedingungen beim Reiten vermeiden, und allen CP/CPPS-Patienten wird ein heißes Sitzbad empfohlen. Das Zurückhalten der Ejakulation während des Höhepunkts muss vermieden werden, und häufiges Ablassen von entzündeten Prostatasekreten könnte eine zusätzliche Rolle spielen. Reizende Nahrungsmittel und Getränke, Alkohol oder Kaffee verschlimmern häufig die CP/CPPS-Symptome und sollten ebenfalls vermieden werden.

Die Therapie der dritten Wahl ist Finasterid und Pentosanpolysulfat. Finasterid blockiert die Umwandlung von Testosteron in Dihydro-Testosteron, was zu einer Schrumpfung der Prostata führt. Pentosanpolysulfat heilt die undichte Innenbeschichtung der Blase und wird auch bei CP/CPPS eingesetzt.

Auch minimalinvasive Verfahren werden bei Patienten mit CP/CPPS in Betracht gezogen, und es ist möglich, hartnäckige Patienten mit invasiven Verfahren zu behandeln. Allerdings spielen chirurgische Instrumente bei der Behandlung von CP/CPPS nur eine begrenzte Rolle.

Obwohl in der Therapie viele Fortschritte erzielt wurden, gibt es keine eindeutige Behandlung für Patienten mit CP/CPPS. Wenn das Konzept der neurogenen Entzündung mit Schmerzen geklärt ist, können Patienten mit CP/CPPS in Zukunft behandelt werden.

KAPITEL 3

III. Heranwachsende CP/CPPS

CP (chronische Prostatitis)-ähnliche Symptome

Es besteht eine Diskrepanz zwischen der hohen Prävalenz von CP-ähnlichen Symptomen in einer Gemeinschaftsstudie und der sehr geringen Zahl von CP/CPPS-Patienten in der urologischen Ambulanz im Jugendalter. Tripp DAet al. berichteten über eine Prävalenz von mindestens leichten CP-ähnlichen Symptomen von 8,3 % bei 264 kanadischen Jugendlichen im Alter von 16-19 Jahren. Sie gaben an, dass 3 % von ihnen mittelschwere bis schwere CP-ähnliche Symptome aufwiesen. Bei afrikanischen Männern im Alter von 16-19 Jahren war die Prävalenz von zumindest leichten CP-ähnlichen Symptomen etwas höher (13,3 %) und die Rate der mittelschweren bis schweren CP-ähnlichen Symptome lag bei 5,4 %, und in diesen Prävalenzstudien wurde das NIH-CPSI als Bewertungsinstrument verwendet. Wenn der NIH-CPSI-Gesamtschmerzwert mehr als 4 beträgt und er perineale oder ejakulatorische Schmerzen oder Beschwerden hat, wurde von leichten CP-ähnlichen Symptomen ausgegangen. Als mittelschwere bis schwere CP-ähnliche Symptome wurden NIH-CPSI-Gesamtschmerzwerte von mehr als 8 und das Vorhandensein von Damm- oder Ejakulationsschmerzen oder -beschwerden definiert. In dieser epidemiologischen Studie mit Gemeinschaftserhebung gibt es zwei Voraussetzungen für die Annahme CP-ähnlicher Symptome. Die eine ist das Vorhandensein von Damm- oder Ejakulationsschmerzen oder -beschwerden und die andere ist ein NIH-CPSI-Schmerzbereich von mehr als 4 mit einem möglichen Schmerzbereich von 0-21. Das Perineum ist die häufigste Schmerzstelle bei CP/CPPS-Patienten, und die mit der Ejakulation verbundenen Schmerzen sind spezifisch für CP/CPPS-Patienten. Die kanadische Studie über CP-ähnliche Symptome bei Jugendlichen von Tripp DA et al. ist ein guter Referenzartikel, und es gibt nur wenige Studien, die sich so detailliert mit CP-ähnlichen Symptomen befassen wie dieser Artikel. In dieser Studie gaben 25,4 % eine oder mehrere Schmerzstellen an, und 15,5

% klagten über eine einzige Schmerzstelle. Der Anteil derjenigen, die über zwei oder mehr Schmerzorte klagten, lag bei 9,9 %, und in diesem Artikel wurde die genaue Schmerzstelle nicht erwähnt. In der Regel sind Schmerzen im Dammbereich sehr häufig, obwohl in unserer Studie Hodenschmerzen am häufigsten auftraten.

Die Schmerzhäufigkeit bei CP-ähnlichen Symptomen in der Gemeinschaftsstudie zeigte, dass 65,5 % überhaupt keine Schmerzen hatten und 28,8 % der Probanden in der letzten Woche vor der Befragung selten Schmerzen verspürten. Von den Probanden hatten 4,9 % manchmal, 0,4 % oft und 0,4 % gewöhnlich Schmerzen im Beckenbereich. Was den Schweregrad der Schmerzen betrifft, so klagten 9,5 % der Probanden über mehr als leichte Schmerzen, definiert als mehr als 8 im NIH-CPSI-Schmerz-Score, und nach Ausschluss der Probanden ohne Damm- oder Ejakulationsschmerzen lag der endgültige Anteil der CP-ähnlichen Symptome mit mindestens leichtem Schweregrad bei 8,3 %.

Die Frage 2-a des NIH-CPSI bezieht sich auf das Vorhandensein von Schmerzen oder Brennen beim Wasserlassen. Die Frage könnte die Möglichkeit einer sexuell übertragbaren Infektion implizieren, so dass bei Ausschluss der Frage aus der Berechnung eine korrektere Analyse der CP-ähnlichen Symptome nicht durch eine sexuelle Infektion erfolgt. Bei Anwendung dieses Ausschlussverfahrens sank die Rate der zumindest leichten CP-ähnlichen Symptome von 8,3 % auf 6,8 %. Und die Rate der mehr als mäßigen CP-ähnlichen Symptome, definiert als mehr als 8 des NIH-CPSI-Schmerz-Scores und das Vorhandensein von perinealen oder ejakulatorischen Schmerzen oder Beschwerden mit Ausschluss möglicher Fälle von sexuell übertragbaren Infektionen, sank nach Anpassung der Frage 2-a von 3 % auf 1,9 %.

CP/CPPS-Patienten klagen häufig über Entleerungssymptome. In der Studie über CP-ähnliche Symptome wurden auch Entleerungsbeschwerden festgestellt. Von den Probanden hatten 4,2 % in mehr als der Hälfte der Fälle

Schwierigkeiten, ihre Blase beim Wasserlassen vollständig zu entleeren, und 0,8 % verspürten dieses Gefühl die ganze Zeit über. Bei Männern ist die Blasenentleerungsstörung in der Regel die Folge einer gutartigen Prostatahypertrophie, die sich ab dem vierzigsten Lebensjahr manifestiert; vor diesem Alter sind Blasenentleerungsstörungen nicht häufig. Bei jungen Männern ist die Blasenentleerungsstörung die Folge einer Blasenfunktionsstörung oder einer chronischen Prostatitis. Eine chronische Prostatitis kann zu einer Verengung der Prostata-Harnröhre führen, da sich die Muskulatur der Prostata aufgrund der entzündlichen Wirkung zusammenzieht. Eine chronische Prostatitis kann aber auch zu Reizblasensymptomen führen, da das Trigon der Blase dicht innerviert ist und sich die Prostata unterhalb des Trigons befindet. Bei Reizblasensymptomen durch chronische Prostatitis können die Patienten ein Füllungsgefühl verspüren, obwohl die Blase in Wirklichkeit nicht gefüllt ist. In dieser Situation kann der Patient Schwierigkeiten beim Wasserlassen haben, um die nicht gefüllte Blase zu entleeren. Kurz gesagt, können Entleerungsschwierigkeiten bei chronischer Prostatitis das Ergebnis von zwei verschiedenen Situationen sein, nämlich der tatsächlichen Verengung der prostatischen Harnröhre oder der irritativen Übersensibilisierung der Blase.

In der Studie zu CP-ähnlichen Symptomen mussten 15,5 % der Probanden in der letzten Woche vor dem Fragebogen weniger als die Hälfte der Zeit innerhalb von 2 Stunden urinieren, und 8,8 % der Probanden mussten von etwa der Hälfte der Zeit bis fast immer innerhalb von 2 Stunden urinieren.

Es ist bekannt, dass CP/CPPS schwerwiegende Auswirkungen auf die Lebensqualität hat. In der Studie zu CP-ähnlichen Symptomen berichteten 9,8 % der Probanden, dass sie durch die Symptome nur geringe Schwierigkeiten bei der Verrichtung alltäglicher Aktivitäten hatten oder an die Symptome dachten. 6,4 % der Probanden berichteten von einer gewissen Beeinträchtigung bei diesen Aktivitäten oder dachten an die Symptome und 1,5 % der Probanden gaben an, dass dies in der letzten Woche vor dem

Fragebogen häufig der Fall war. CP-ähnliche Symptome sind mit Depressionen und verminderter Lebensqualität verbunden. Sie können zu einer Katastrophisierung führen, einem fehlerhaften Denkmuster, bei dem der schlimmste Fall nur in der Vorstellung existiert. Schmerzkatastrophisierung kann definiert werden als die Tendenz, eine Schmerzerfahrung übertriebener zu beschreiben als die durchschnittliche Person, mehr darüber zu grübeln und sich hilfloser zu fühlen. Bei CP/CPPS oder CP-ähnlichen Symptomen kann das Katastrophisieren die Lebensqualität verschlechtern und den psychischen Leidensdruck des Patienten zerstören. Eine angemessene Beratung kann diesen Teufelskreis abschwächen, indem die Patienten beruhigt werden. In der Umfrage zu CP-ähnlichen Symptomen wurden Schmerzen mit Harnsymptomen, verminderter Lebensqualität, depressiver Stimmung und mehr Katastrophisierung in Verbindung gebracht. Harnsymptome wurden auch mit einer verminderten Lebensqualität in Verbindung gebracht,

depressive Stimmung und mehr Katastrophisierung. Und eine verminderte Lebensqualität war mit depressiver Stimmung und Katastrophisierung verbunden. So ist die CP-ähnliche Symptomatik nach Ausschluss der STI-Fälle in vielen Parametern mit der CP/CPPS in Bezug auf die klinischen Merkmale vergleichbar. In Anbetracht der sehr geringen Anzahl von Besuchen in der urologischen Abteilung durch jugendliche CP/CPPS-Patienten können CP-ähnliche Symptome nach Bereinigung möglicher Verzerrungsfaktoren als Untersuchungsmodell für jugendliche CP/CPPS verwendet werden.

Natürlich können CP-ähnliche Symptome nicht als CP/CPPS übersetzt werden, und verschiedene Krankheiten können CP/CPPS-Symptome imitieren. Bei einem großen Prozentsatz CP-ähnlicher Symptome handelt es sich tatsächlich nicht um CP/CPPS, sondern um andere Krankheiten.

Wie bereits erwähnt, könnten die Daten einer Gemeinschaftserhebung Fälle von Harnwegsinfektionen oder sexuell übertragbaren Infektionen (STI) enthalten, die sich als CP-ähnliche Symptome manifestieren könnten. In einer anderen Umfrage zu CP-ähnlichen Symptomen, die bei afrikanischen Männern durchgeführt wurde, sank die Prävalenz von CP-ähnlichen Symptomen von 13,3 % auf 9 % bei leichten CP-ähnlichen Symptomen und von 5,4 % auf 2,4 % bei mittelschweren bis schweren CP-ähnlichen Symptomen, nachdem die Frage, die sich auf diese Möglichkeit bezog, entfernt wurde.

Neben Harnwegsinfektionen oder sexuell übertragbaren Infektionen können auch andere Erkrankungen die Prävalenz CP-ähnlicher Symptome erhöhen, die nicht durch CP/CPPS selbst verursacht werden.

Es besteht jedoch die Möglichkeit, dass die Prävalenz von Jugendlichen unterschätzt wird

CP/CPPS ist gar nicht so selten, wie wir bisher angenommen haben. Auch wenn die Zahl der Besuche in der urologischen Abteilung bei Jugendlichen wegen CP/CPPS im Vergleich zur erwachsenen Bevölkerung sehr gering ist, könnte dies auf die Unkenntnis der Symptome zurückzuführen sein. Für Jugendliche ist es viel schwieriger, wegen CP/CPPS ein Krankenhaus aufzusuchen, weil sie ihren Eltern die Gründe für einen Krankenhausaufenthalt erklären müssen, aber CP/CPPS ist in der radiologischen Bildgebung nicht eindeutig zu erkennen oder sieht nicht akut krank genug aus, um den Schulunterricht ausfallen zu lassen, sondern es handelt sich um chronische Beschwerden.

Überblick über CP/CPPS bei Jugendlichen

CP/CPPS ist eine lästige Krankheit, die in der Regel schwer zu behandeln ist. Beim ersten Besuch erwarten die Patienten, dass sie nur nach einer kurzen Behandlung wie bei einer einfachen Harnwegsinfektion krankheitsfrei sind. Die Patienten müssen lange aufgeklärt und wiederholt beruhigt werden, und die chronisch wiederkehrenden Symptome beeinträchtigen die Lebensqualität der Patienten. Es ist bekannt, dass CP/CPPS mit psychiatrischen oder psychologischen Problemen korreliert, obwohl wir die Kausalität zwischen den beiden Erkrankungen nicht kennen. Der psychische Zustand könnte sich auf die Lebensqualität von CP/CPPS-Patienten auswirken und vice versa. Jugendliche verändern sich nicht nur körperlich, sondern auch geistig schnell, und sie sind auch psychologisch anfällig. Die psychische Belastung durch chronisch lästige CP/CPPS könnte viel schwerwiegender sein als bei erwachsenen CP/CPPS-Patienten.

In unserer jüngsten Studie waren die NIH-CPSI-Gesamtwerte in der Gruppe der Jugendlichen hoch (22,2), was zeigt, dass die CP/CPPS ähnlich verheerend ist wie bei erwachsenen Patienten, und die Werte der einzelnen Bereiche waren gleichmäßig verteilt. Im Vergleich zu jungen erwachsenen Patienten wurde ein relativ hoher Wert für die Entleerungssymptome festgestellt, der jedoch statistisch nicht signifikant war. Wir vermuten, dass die geringe Anzahl jugendlicher Patienten in unserer Studie der Grund dafür sein könnte, dass wir keine statistische Signifikanz für eine höhere Anzahl von Entleerungssymptomen bei jugendlichen CP/CPPS-Patienten erhalten haben. Andere Studien, die sich mit jugendlichen CP/CPPS-Patienten befassten, berichteten ebenfalls von einer Dominanz der Entleerungsprobleme und gingen davon aus, dass Störungen des Beckenbodens die Ursache für die Symptome bei jugendlichen CP/CPPS sind, die sich durch eine auf den Beckenboden ausgerichtete Biofeedback-Therapie verbessern lassen. In der Gemeinschaftserhebung über CP-ähnliche Symptome im Jugendalter wurde jedoch keine Tendenz zu ausgeprägten Entleerungssymptomen festgestellt.

Die Ergebnisse unserer Studie über jugendliche CP/CPPS-Patienten zeigten keine Tendenz oder Unterschiede bei den Schmerzwerten und der Lebensqualität zwischen der Gruppe der Jugendlichen und der Gruppe der jungen Erwachsenen. Die Schmerzschwere selbst scheint ähnlich zu sein, aber aufgrund der bereits erwähnten besonderen Anfälligkeit in der Jugendphase könnten die psychologischen Auswirkungen bei jugendlichen CP/CPPS-Patienten größer sein. Dies könnte der Grund dafür sein, dass ein multifaktorieller Ansatz, der eine psychologische Bewertung einschließt, bei der Analyse von jugendlichen CP/CPPS-Patienten gerechtfertigt erscheint.

Bei vielen Krankheiten, die mit chronischen Symptomen einhergehen, besteht eine Diskrepanz zwischen der relativ hohen Prävalenz der

Gemeinschaftserhebung und den geringen tatsächlichen Krankenhausaufenthalten aufgrund der Krankheit. Die seltenen Besuche von jugendlichen CP/CPPS-Patienten lassen uns jedoch über den Grund nachdenken. Es könnte an der Besonderheit des Jugendalters liegen sowie an der Unkenntnis oder dem Missverständnis über CP/CPPS.

Bei der Unterklassifizierung des CPPS in unserer Studie war der Anteil des nicht-entzündlichen CPPS (Kategorie III-B) in der Gruppe der Jugendlichen (55 %) höher als in der Gruppe der jungen Erwachsenen (44 %). Obwohl die Klassifizierung in entzündlich oder nicht-entzündlich nicht so einfach ist und ein Wechsel in eine andere Klasse während der Nachuntersuchung oder einer wiederholten Prostatamassage nicht selten ist, ist der Anteil der nicht-entzündlichen CP/CPPS in der Regel höher oder zumindest gleich. In unserer Studie zu CP/CPPS bei Jugendlichen wies die Gruppe der Jugendlichen im Vergleich zur Gruppe der jungen Erwachsenen einen höheren Anteil an nicht entzündlichen Klassen auf, was mit früheren Studien übereinstimmt. Yuan et al. berichteten über die Kategorie III-B als vorherrschenden Subtyp bei CP/CPPS in der Pubertät, und in ihrer Studie waren Entleerungssymptome die vorherrschenden Symptome. In Anbetracht der sehr geringen Zahl von CP/CPPS-Besuchen bei Jugendlichen in der urologischen Abteilung ist es unserer Meinung nach schwierig, die tatsächliche Verteilung der Unterklassen zu beurteilen.

Obwohl wir in unserer Studie zu jugendlichen CP/CPPS-Patienten keine psychologischen Parameter untersucht haben, ist eine psychodynamische Beurteilung bei jugendlichen CP/CPPS-Patienten wichtig.

Die Untersuchung jugendlicher CP/CPPS-Patienten ist schwierig, da die Zahl der Krankenhausbesuche sehr gering ist und sich von den Fällen bei Erwachsenen stark unterscheidet, da CP/CPPS bei Erwachsenen die Hauptursache für Besuche in der urologischen Ambulanz ist. Wir konnten während des Studienzeitraums von sieben Jahren nur 20 Patienten erfassen, was die seltenen Besuche jugendlicher CP/CPPS-Patienten im Krankenhaus darstellt.

Verursacht

Wie beim CPPS der Erwachsenen sind die genauen Ursachen noch unbekannt. Aber wir können die möglichen Mechanismen vermuten. Die erste Hypothese ist der Rückfluss von Urin. Jugendliche können den Urin aus verschiedenen Gründen zurückhalten, z. B. in der Schule oder bei interessanten Aktivitäten, und das Zurückhalten des Urins bedeutet eine starke Kontraktion des äußeren Harnröhrenschließmuskels, der distal der Prostata liegt. Der daraus resultierende hohe intraurethrale Druck in der Prostata kann dazu führen, dass Urin in die vielen Prostataöffnungen in Richtung der peripheren Zone der Prostata zurückfließt, wo sich eine chronische Prostatitis entwickelt. Dieser wiederholte Rückfluss in die periphere Zone der Prostata kann eine chemische Entzündung in diesem Bereich hervorrufen, und die Kaskade der chronischen Prostatitis setzt sich fort. In diesem Fall zeigt der mikrobiologische Test keine Anomalien, da die chemische Entzündung nicht auf Mikroorganismen zurückzuführen ist, obwohl bei der ausdrücklichen Prostatamassage vermehrt Entzündungszellen wie weiße Blutkörperchen zu sehen sind.

Einige behaupten, dass häufige Masturbation während der Pubertät chronische Prostatitis-Symptome verursachen kann. Theoretischer Hintergrund für diese Annahme ist die wiederholte Überlastung der Prostata, die bei der Masturbation auftritt. Es gibt jedoch keine wissenschaftlichen Beweise dafür, dass häufige Masturbation chronische Prostatitis-Symptome hervorruft. Das Aufhalten der Ejakulation während des Orgasmus wird seit dem alten Indien zur Behandlung der vorzeitigen Ejakulation eingesetzt, und diese Aufhaltegewohnheit kann sexuelle Funktionsstörungen oder Entleerungssymptome verursachen und sogar zu einem chronischen Beckenschmerzsyndrom führen. Mikroorganismen können eine chronische Prostatitis hervorrufen, aber wir wissen nicht, welche Mikroorganismen für die Entwicklung einer Prostatitis von Bedeutung sind, da es viele zufällig gezüchtete Organismen gibt, die keine klinische Bedeutung haben. Dies gilt auch für das CPPS bei Erwachsenen, aber bei jugendlichen CPPS-Patienten müssen vor der Diagnose eines CPPS gründliche Untersuchungen zum Ausschluss von sexuell übertragbaren Infektionen (STI) durchgeführt werden, da STI ein CPPS vortäuschen können.

Symptome

Nachstehend finden Sie die Ergebnisse unserer jüngsten Studie über die Merkmale von CP/CPPS bei Jugendlichen.

Tabelle 1. Vergleiche der klinischen Parameter zwischen jugendlichen und jungen erwachsenen CP/CPPS-Patienten.

		Adolescent CP/CPPS(N=20)	Young adult CP/CPPS(N=120)	P-value
Age(Yrs)		16.5±2.0	32.8±5.0	0.000
PSA(ng/mL)		0.65±0.39	1.22±0.48	0.014
Prostate size(gm)		12.4±4.4	21.0±4.9	0.000
NIH-CPSI	Pain	9.2±5.2	9.1±4.5	0.974
	Voiding	5.5±3.5	4.4±3.0	0.188
	QoL	7.5±3.2	7.4±2.8	0.877
	Total	22.2±8.1	20.6±8.4	0.513

CP/CPPS: Chronische Prostatitis/chronisches Beckenschmerzsyndrom, PSA: Prostata-spezifisches Antigen NIH-CPSI: National Institute of Health-Chronic Prostatitis Symptoms Index

QoL: Lebensqualität

CP/CPPS hat typische chronische Beckenschmerzen und begleitende Entleerungssymptome. Der Schmerzort ist sehr variabel und die Entleerungssymptome sind in der Regel Speichersymptome, die sich als Reizsymptome äußern. Die häufigste Schmerzstelle ist das Perineum, also der Bereich zwischen Anus und Hodensack. Direkt oberhalb des Dammes befindet sich die Prostata auf dem Regal des Beckenbodenmuskels, und die chronisch wiederkehrende Kompression des Dammes und der Prostata ist als verschlimmernder Faktor von CP/CPPS bekannt. Bei einigen Patienten konnte ein donutförmiges Kissen die Kompression des Dammes lindern, was sich als Linderung der Symptome auswirkte. Bei erwachsenen CP/CPPS-Patienten ist der häufigste Beruf Taxi- oder Busfahrer, Computerprogrammierer usw. und die chronisch wiederkehrende Kompression ist ein wichtiger Faktor in der Pathophysiologie und dem Fortschreiten von CP/CPPS. Andere Schmerzorte sind Hoden, Penis, Schambereich, Hodensack, Perianus, suprapubischer Bereich, Innenschenkel, Leistengegend und unterer Rücken. In unserer Studie war die häufigste Schmerzstelle bei jugendlichen Patienten der Hoden.

Li et al. berichteten, dass bei jugendlichen CP/CPPS-Patienten die Entleerungssymptome im Vergleich zu erwachsenen Patienten überwiegen, aber die Ergebnisse unserer Studie zeigten eine ähnliche Verteilung von Schmerzen und Entleerungssymptomen wie bei erwachsenen Patienten. Li et al. vermuteten eine Beckenbodendysfunktion als Folge der CP/CPPS selbst oder durch psychischen Stress, die eine Harnröhrenobstruktion durch Einschnürung der Beckenbodenmuskulatur verursachen kann, was sich in einem unterbrochenen Harnstrahl und einer geringen Urinflussrate sowie einer stakkatoartigen Entleerung äußert. Ähnlich könnte die klinische Situation bei der nicht-neurogenen neurogenen Blase (Hinman-Syndrom) sein, bei der es sich um eine erworbene Entleerungsstörung handelt, die eine Detrusor-Sphinkter-Dyssynergie (DSD) imitiert. In chronischen Situationen kann es zu Blasenfunktionsstörungen und morphologischen Veränderungen kommen, die sich zunächst als Hypertrophie des Detrusormuskels äußern. Der Detrusor ist der glatte Muskel der Blase, und die Kontraktion dieses Muskels sorgt für einen angemessenen intravesikalen Druck bei der Blasenentleerung. Um die durch die Beckenbodenfunktionsstörung verursachte Harnwegsobstruktion zu überwinden, verdickt sich der Detrusormuskel anfangs, kann aber später durch Fibrose ersetzt werden, was zu irreversiblen Blasenwandveränderungen und schließlich zu einer schwachen Blasenkontraktion und einem unzureichenden intravesikalen Druck führen kann, so dass zum Wasserlassen ein Katheterismus erforderlich ist. Li et al. berichteten über eine erfolgreiche Behandlungsstrategie durch Biofeedback des Beckenbodenmuskels. Dabei handelt es sich um eine physikalische Therapie, die den Beckenbodenmuskel dazu bringt, sich beim Wasserlassen nicht zusammenzuziehen. Im Vergleich zu diesen Obstruktionsproblemen der Entleerungssymptome bei Jugendlichen haben erwachsene Patienten in der Regel speicherdominante Entleerungssymptome. Bei erwachsenen CP/CPPS-Patienten sind Harnfrequenz, Harndrang und Nykturie häufiger Speichersymptome als Obstruktionssymptome. Natürlich können erwachsene Patienten sowohl eine gutartige Prostatahypertrophie (BPH) als auch CP/CPPS haben. Aus diesem Grund haben wir in unserer Studie junge erwachsene Patienten ausgewählt, um einen BPH-Effekt auszuschließen und nur CP/CPPS-Symptome zu behandeln. Ohne BPH-Effekt haben erwachsene CP/CPPS-Patienten vor allem Speichersymptome im Bereich der Blasenentleerung.

Auswertungen

Kürzlich haben wir in einer Arbeit über die Merkmale des CPPS bei Jugendlichen berichtet. In dieser Studie überprüften wir retrospektiv die Krankenblätter der Patienten mit chronischen natürlichen Beckenschmerzen unter 20 Jahren, die auf CP/CPPS hindeuten und schließlich als CP/CPPS diagnostiziert und behandelt wurden. Zunächst versuchten wir es mit einem prospektiven Studienplan, aber aufgrund der sehr geringen Zahl der Patienten, die schließlich in der urologischen Ambulanz als jugendliche CP/CPPS diagnostiziert wurden, änderten wir den Studienplan in eine retrospektive Studie. So kommt es selten vor, dass jugendliche Patienten wegen der Diagnose CP/CPPS die Ambulanz aufsuchen. Als unabdingbare Einschlusskriterien galten Patienten, die seit mindestens drei Monaten an chronischen Beckenschmerzen leiden und bei denen keine anderen urologischen Anomalien oder Erkrankungen festgestellt werden konnten. Bevor die Diagnose CPPS bei Jugendlichen gestellt wird, ist es sehr wichtig, den Ausschlussprozess zu durchlaufen, da viele andere Krankheiten CPPS-Symptome nachahmen können. Grundsätzlich sollten bei allen Patienten eine Urinanalyse und eine Urinkultur durchgeführt werden, und es sollten keine Anomalien festgestellt werden. Zum Ausschluss von Harnwegsanomalien sollten radiologische Untersuchungen wie intravenöse Urographie, Ultraschall oder Computertomographie (CT) von Niere und Hodensack durchgeführt werden. Insbesondere sollten die Patienten auf sexuell übertragbare Infektionen (STI) mittels Serumtest auf Syphilis, Chlamydien, Humanes Immundefizienzvirus (HIV) und Herpesvirus untersucht werden. Wenn möglich, kann ein Polymerase-Kettenreaktionstest (PCR) auf *Trichomonas vaginalis, Mycoplasma hominis, Mycoplasma genitalium, Chlamydia trachomatis, Neisseria gonorrhea* und *Ureaplasma urealyticum* durchgeführt werden, und es sollte bestätigt werden, dass keine STI vorliegt. Nach Ausschluss anderer möglicher Krankheiten oder Zustände, die sich als CP-ähnliche Symptome äußern könnten, kann bei den Patienten schließlich die Diagnose CP/CPPS gestellt werden. Eine ausführliche Anamnese und eine gründliche körperliche Untersuchung, ein Fragebogen des National Institute of Health - Chronische Prostatitis-Symptome-Index (NIH-CPSI), eine Analyse des ausgedrückten Prostatasekrets (EPS) oder des Spermas, eine transrektale Prostata-Sonographie (TRUS) und die Bestimmung des prostataspezifischen Antigens (PSA) können durchgeführt werden. Wie bei erwachsenen Patienten können der Schweregrad der Symptome und die Weiterverfolgung der Symptome mit dem NIH-CPSI-Fragebogen beurteilt werden. Auf der Grundlage der Ergebnisse der EPS- oder Samenanalyse können die Patienten in die Kategorie III-A (entzündlich) oder III-B (nicht entzündlich) CP/CPPS eingeteilt werden. Neben diesen urologischen Untersuchungen können viele CP/CPPS-Patienten unter psychologischen Symptomen wie Depressionen, Angstzuständen usw. leiden. Zur Beurteilung der psychologischen Symptome können Depressionsskalen verwendet werden, und bei Bedarf ist eine Konsultation der Psychiatrie wünschenswert.

26

Der multifaktorielle Zugang zum Management von CP/CPPS ist ein aktueller Haupttrend, und in der Pubertät kann der psychologische Stress noch verstärkt werden.

Behandlungen

Grundsätzlich unterscheiden sich die Behandlungsinstrumente für jugendliche CP/CPPS nicht von denen für erwachsene Patienten. Allerdings sollten einige Behandlungsformen bei Jugendlichen nicht eingesetzt werden, z. B. Finasterid, Chinolon-Antibiotika und chirurgische Behandlungen. Finasterid kann die sekundäre männliche Reifung behindern, und chirurgische Methoden sind bei Jugendlichen unerwünscht. Konservative Behandlungsmethoden sind in dieser Altersgruppe wünschenswert. Liegt eine Dysfunktion der Beckenbodenmuskulatur vor, könnte eine physikalische Therapie für den Beckenboden eine gute Strategie sein. Wie bei erwachsenen Patienten könnten heiße Sitzbäder die Symptome lindern, doch bei Patienten mit Beckenbodenfunktionsstörungen könnte eine spezifischere Behandlung wie Biofeedback erforderlich sein, um die Symptome wirksamer zu lindern. Die Beruhigung der Patienten ist ein zentraler Aspekt der Behandlung, da die CP/CPPS-Symptome in der Regel von psychologischen Symptomen begleitet werden und eine Konsultation der Psychiatrie notwendig sein könnte, um diese Behandlung zu erreichen. Wenn man den jugendlichen Patienten erklärt, dass CP/CPPS eine gutartige Krankheit ist und keine schädlichen Folgen nach sich zieht, müssen die Patienten nicht unter der Angst vor imaginären Konsequenzen leiden. Medikamente spielen bei der Behandlung von CP/CPPS eine wichtige Rolle, aber bei jugendlichen Patienten können Chinolon-Antibiotika nicht eingesetzt werden, da sie eine schädliche Wirkung auf den Knorpel befürchten. Bei erwachsenen CP/CPPS sind Chinolon-Antibiotika die Behandlung der Wahl, da andere Antibiotika nicht so gut in die Prostata eindringen können wie Chinolone. Alphablocker des sympathischen autonomen Nervensystems können wie bei den erwachsenen Patienten eingesetzt werden. Sie bewirken eine Entspannung der Prostata, so dass die

Entleerung angenehmer wird und eine gewisse Rolle spielt, auch wenn die Patienten keine Entleerungssymptome haben. Bei jugendlichen CP/CPPS-Patienten wäre es wünschenswert, rezeptor- oder ortsspezifische Alphablocker zu verwenden, um unbekannte Auswirkungen auf andere reifende Organe oder Systeme auszuschließen. Entzündungshemmende Medikamente werden häufig bei CP/CPPS eingesetzt, und bei jugendlichen Patienten können diese Medikamente in der Einleitungsphase der Behandlung verwendet werden. Die Schmerzbehandlung kann mit Gabapentin oder anderen schmerzlindernden Medikamenten erfolgen, wobei die Dosierung entsprechend den Veränderungen der Symptome während der Nachuntersuchung angepasst wird. Bei Reizblasensymptomen werden anticholinerge Medikamente eingesetzt, um die Symptome Häufigkeit, Dringlichkeit, Nykturie und Dranginkontinenz zu lindern. Es ist bekannt, dass viele Nahrungsmittel die CP/CPPS-Symptome verschlimmern, und die meisten Patienten kennen diese Nahrungsmittel bereits. Die Liste der verschlimmernden Nahrungsmittel kann individuell variieren, und die Vermeidung bestimmter Nahrungsmittel kann je nach den Erfahrungen des Patienten erfolgen. Alkohol und psychischer und physischer Stress sind bekannte wiederkehrende oder verschlimmernde Ursachen. Koffein und künstliche Süßstoffe können die Symptome ebenfalls verschlimmern, und in einem Bericht führte die Krisiloff-Diät ohne diese reizenden Lebensmittel zu einer 87%igen Linderung der Symptome. Eine nützliche und sichere Methode ist die Vermeidung von Druck auf den Dammbereich. Zu diesem Zweck können Donut-förmige Kissen verwendet werden, und Radfahren und enge, harte Stühle sollten vermieden werden. In unausweichlichen Situationen oder bei starkem Radfahrhobby wird ein breiter Sitz oder ein spezielles Fahrrad mit Prostatasitz empfohlen. Man nahm an, dass häufige Ejakulation wirksam sei, um Entzündungsprodukte aus der entzündeten Prostata abzuführen. Dieser Glaube veranlasste die Ärzte in der Vergangenheit zu der Annahme, dass eine häufige Prostatamassage während eines Krankenhausbesuchs die CP/CPPS-

Symptome verbessern könnte, aber eine häufige Ejakulation garantiert entgegen den Erwartungen keine Verbesserung der Symptome.

Abschließende Bemerkungen

Wie bei erwachsenen Patienten ist das jugendliche CPPS verheerend und hat schwerwiegende Auswirkungen auf die Lebensqualität. Im Vergleich zu jungen erwachsenen Patienten neigen jugendliche CPPS-Patienten unter 20 Jahren zu einem relativ hohen Wert für Entleerungssymptome, und die Auswirkungen auf Depressionen oder Angstzustände sind häufig zu beobachten. Heranwachsende CPPS-Patienten könnten aufgrund ihrer unreifen Anpassungsfähigkeit und ihres verletzlichen Zustands mit mehr psychischem Stress konfrontiert sein. Daher würde eine umfassendere Studie über das CPPS bei Jugendlichen, einschließlich der psychodynamischen Bewertung, diese seltene, aber wichtige Störung klären.

Referenzen

1. Collins MM, Stafford RS, O'Leary MP, Barry MJ. Wie häufig ist Prostatitis? Eine nationale Erhebung über Arztbesuche. J Urol 1998;159:1224-8.

2. Litwin MS, McNaughton-Collins M, Fowler FJ Jr, Nickel JC, Calhoun EA, Pontari MA, et al. The National Institutes of Health Chronic Prostatitis Symptom Index: development and validation of a new outcome measure. Chronische Prostatitis Collaborative Research Network. J Urol 1999;162:369-75.

3. Tripp DA, Nickel JC, Pikard JL, Katz L. Chronische prostatitisähnliche Symptome bei afrikanischen Männern im Alter von 16-19 Jahren. Can J Urol. 2012;19:6081-7.

4. Ferris JA, Pitts MK, Richters J, Simpson JM, Shelley JM, Smith AM. Nationale Prävalenz von urogenitalen Schmerzen und prostatitisähnlichen Symptomen bei australischen Männern unter Verwendung des National Institutes of Health Chronic Prostatitis Symptoms Index. BJU Int 2010;105:373-9.

5. Hanks-Bell M, Halvey K, Paice JA. Schmerzbeurteilung und -management im Alter. Online J Issues Nurs 2004;9(3):8-11.

6. Tripp DA, Nickel JC, Ross S, Mullins C, Stechyson N. Prevalence, symptom impact and predictors of chronic prostatitis-like symptoms in Canadian males aged 16-19 years. BJU Int 2008;103:1080-4.

7. Stromales und epitheliales Wachstum der Prostata während der Pubertät. De Klerk DP, Lombard CJ. Prostate. 1986;9:191-8.

8. Olapade-Olaopa E, Oluwabunmi E, Onawola K, Kayode A. Herausforderungen für die Urologie in Afrika südlich der Sahara im Jahr 2006. J Men's Health and Gender 2006;3(1): 109-16.

9. Jones LI, Pastor PN, Simon AE, Reuben CA. Inanspruchnahme ausgewählter nichtmedikamentöser psychosozialer Dienste durch jugendliche Jungen und Mädchen mit schweren emotionalen oder Verhaltensstörungen: Vereinigte Staaten, 2010-2012. NCHS Data Brief. 2014;163:1-8.

10. Li Y, Qi L, Wen JG, Zu XB, Chen ZY. Chronische Prostatitis während der Pubertät. BJU Int. 2006;98:818-21.

11. McNaughton-Collins M, Pontari MA, O'Leary MP et al. Die Lebensqualität ist bei Männern mit chronischer Prostatitis beeinträchtigt. J Gen Intern Med 2001;16:656-62.

12. Tripp DA, Nickel JC, Landis R, Wang YL, Knauss JS. Prädiktoren für Lebensqualität und Schmerzen bei chronischer Prostatitis/chronischem Beckenschmerzsyndrom: Ergebnisse der National Institutes of Health Chronic Prostatitis Cohort Study. BJU Int 2004;94:1279-82.

13. Nickel JC, Tripp DA, Chuai S et al. Psychosoziale Variablen beeinflussen die Lebensqualität von Männern, bei denen eine chronische Prostatitis/chronisches Beckenschmerzsyndrom diagnostiziert wurde BJU Int 2008;101:59-64.

14. Magri V, Marras E, Restelli A, Wagenlehner FM, Perletti G. Multimodale Therapie bei chronischer Prostatitis der Kategorie III/chronischem Beckenschmerzsyndrom bei Patienten mit UPOINTS-Phänotyp. Exp Ther Med. 2015;9:658-66.

15. Collins MM, O'Leary MP, Barry MJ. Prävalenz von störenden genitourinären Symptomen und Diagnose bei jüngeren Männern bei Routinebesuchen in der Primärversorgung. Urology 1998;52(3):422-7.

16. Wenninger K, Heiman JR, Rothman I, Berghuis JP, Berger RE. Auswirkungen der chronischen nichtbakteriellen Prostatitis auf den Gesundheitszustand und ihre Korrelate. J Urol 1996;155:965-8

17. Keltikangas-Jarvinen L, Mueller K, Lehtonen T. Krankheitsverhalten und Persönlichkeitsveränderungen bei Patienten mit chronischer Prostatitis während einer zweijährigen Nachbeobachtungszeit. Eur Urol 1989; 16:1814.

18. Nickel JC, Nyberg LM, Hennenfent M. Forschungsrichtlinien für chronische Prostatitis: Konsensbericht des ersten National Institutes of Health International Prostatitis Collaborative Network. Urologie 1999;54:229-33.

19. Brunner H, Weidner W, Schiefer HG. Untersuchungen zur Rolle von Ureaplasma urealyticum und Mycoplasma hominis bei Prostatitis. J Infect Dis 1983;147:807-13.

20. Schaeffer AJ. Klassifizierung (traditionell und National Institutes of Health) und Demografie der Prostatitis. Urologie 2002;60:5-7.

21. Roth BJ, Cohen LG, Hallett M. The electric field induced during magnetic stimulation. Electroencephalogr Clin Neurophysiol 1991;43:268-78.

22. Melzack R, Wall PD. Schmerzmechanismen: eine neue Theorie. Science 1965;150:971-9.

23. Litwin MS. Ein Überblick über die Entwicklung und Validierung des National Institutes of Health Chronic Prostatitis Symptom Index. Urologie 2002;60:14-9.

24. Galloway NT, El-Galley RE, Sand PK, Appell RA, Russell HW, Carlan SJ. Extrakorporale magnetische Innervationstherapie bei Belastungsharninkontinenz. Urology 1999;53:1108-11.

25. Collins MM, Meigs JB, Barry MJ, Walker Corkery E, Giovannucci ZE, Kawachi I. Prevalence and correlates of prostatitis in the health professionals follow up study cohort. Urology 2002; 167(3): 1363-6.

26. Kusherov AK. Diagnostik der Prostatitis bei Kindern. Pediatriia 1992;2:52-5.

27. Tripp DA, Nickel JC, Ross S, Mullins C, Stechyson N. Prevalence, symptom impact and predictors of chronic prostatitis-like symptoms in Canadian males aged 16-19 years. BJU Int 2008; 103(8): 1080-4.

28. Krieger JN, Nyberg L Jr, Nickel JC. NIH-Konsensdefinition und Klassifizierung der Prostatitis. JAMA 1999;282:236-7.

29. Ku JH, Kim ME, Paick JS. Lebensqualität und psychologische Faktoren bei chronischer Prostatitis/chronischem Beckenschmerzsyndrom. Urology 2005;66(4):693-701.

30. Liang CZ, Li HJ, Wang ZP et al. The prevalence of prostatitis-like symptoms in China. J Urol 2009;182(2):558-63.

31. Tripp DA, Nickel JC, Landis R, Wang YL, Knauss JS. Prädiktoren für Lebensqualität und Schmerzen bei chronischer Prostatitis/chronischem Beckenschmerzsyndrom: Ergebnisse der National Institutes of Health Chronic Prostatitis Cohort Study. BJU Int 2004;94(9): 1279-82.

32. Cheah PY, Liong ML, Yuen KH et al. Chronische Prostatitis: Symptomerhebung mit anschließender klinischer Bewertung. Urologie 2003;61:60-4.

33. Anderson RU, Wise D, Sawyer T, Chan C. Integration von myofaszialem Triggerpunkt-Release und paradoxem Entspannungstraining zur Behandlung

von chronischen Beckenschmerzen bei Männern. J Urol. 2005 Jul; 174(1): 155-60.

34. Schafer W, Abrams P, Liao L et al. Good urodynamic practices: uroflowmetry, filling cystometry, and pressure-flow studies. Neurourol Urodynam 2002;21:261-74.

35. Abrams P, Cardozo L, Fall M et al. The standardisation of terminology of lower urinary tract function: report from the Standardisation Sub-committee of the International Continence Society. Neurourol Urodyn 2002;21:167-78.

36. Mond TD. Fragebogenerhebung über die Diagnose- und Behandlungspraxis von Urologen und Hausärzten bei Prostatitis. Urology 1997;50(4):543-7.

37. Ludwig M, Vidal A, Diemer T, Pabst W, Failing K, Weidner W. Chronic prostatitis/chronic pelvic pain syndrome: seminal markers of inflammation. World J Urol 2003;21:82-5.

38. Hu JC, Link CL, McNaughton-Collins M, Barry MJ, McKinlay JB. Der Zusammenhang zwischen Missbrauch und Symptomen, die auf eine chronische Prostatitis/chronisches Beckenschmerzsyndrom hindeuten: Ergebnisse aus der Boston Area Community Health Survey. J Gen Intern Med 2007;22(11): 1532-37.

39. Nickel JC, Downey J, Hunter D, Clark J. Prevalence of prostatitis-like symptoms in a population based study using the National Institutes of Health chronic prostatitis symptom index. J Urol 2001;165:842-5.

40. Ku JH, Kim ME, Lee NK, Park YH. Einfluss von Umweltfaktoren auf chronische Prostatitis-ähnliche Symptome bei jungen Männern: Ergebnisse einer gemeindebasierten Erhebung. Urology 2001;58:853-8.

41. Hinman F Jr., Bauman FW. Vesikale und ureterale Schäden durch Miktionsstörungen bei Jungen ohne neurologische oder obstruktive

Erkrankungen. J Urol 1973;109:727-32.

42. Hinman F Jr. Nonneurogenic neurogenic bladder (the Hinman syndrome) - 15 years later. J Urol 1986;136:769-77.

43. Tripp DA, Nickel JC, Wang Y et al. Catastrophizing and pain contingent rest predict patient adjustment in males with chronic prostatitis/chronic pelvic pain syndrome. J Pain 2006;7(10):697-708.

44. Groutz A, Blaivas JG, Pies C, Sassone AM. Erlernte Blasenentleerungsstörungen (nicht-neurogene, neurogene Blase) bei Erwachsenen. Neurourol Urodyn 2001;20:259-68.

45. Kaplan SA, Santarosa RP, D'Alisera PM et al. Pseudodyssynergie (Kontraktion des äußeren Schließmuskels während der Entleerung) fälschlicherweise als chronische nichtbakterielle Prostatitis diagnostiziert und die Rolle von Biofeedback als therapeutische Option. J Urol 1997;157:2234-7.

46. Mehik A, Hellstrom P, Lukkarinen O, Sarpola A, Alfthan O. Increased intraprostatic pressure in patients with chronic prostatitis. Urol Res 1999;27:277-9.

47. Lobel B, Rodriguez A. Chronische Prostatitis: Was wir wissen, was wir nicht wissen, und was wir tun sollten! World J Urol 2003;21:57-63.

48. Porena M, Costantini E, Rociola W, Mearini E. Biofeedback heilt erfolgreich die Detrusor-Sphinkter-Dyssynergie bei pädiatrischen Patienten. J Urol 2000;163:1927-31.

49. Chin-Peuckert L, Salle JL. Ein modifiziertes Biofeedback-Programm für Kinder mit Detrusorsphinkterdyssynergie: 5-jährige Erfahrung. J Urol 2001;166:1470-5.

50. McNaughton-Collins M, Pontari MA, O'Leary MP et al. Die Lebensqualität ist bei Männern mit chronischer Prostatitis beeinträchtigt. J Gen Intern Med

2001;16(10):656-62...

51. Spitzer R, Kroenke K, Williams J. Validation and utility of a selfreport version of PRIME- MD. JAMA 1999;282(18): 1737-44.

52. Roberts RO, Lieber MM, Rhodes T, Girman CJ, Bostwick DG, Jacobsen SJ. Prävalenz der ärztlich gestellten Diagnose einer Prostatitis: Die Olmsted County Studie über Harnsymptome und Gesundheitszustand bei Männern. Urologie 1998;51(4):578-84.

53. Roberts RO, Jacobson DJ, Girman CJ, Rhodes T, Lieber MM, Jacobsen SJ. Prävalenz von Prostatitis-ähnlichen Symptomen in einer gemeindebasierten Kohorte von älteren Männern. J Urol 2002; 168(6): 2467-71.

54. Ejike CE, Ezeanyika LU. Prävalenz chronischer Prostatitis-Symptome in einer zufällig befragten erwachsenen Population nigerianischer Männer, die in einer städtischen Gemeinde leben. Int J Urol 2008;15(4):340-3.

55. Fall M, Baranowski AP, Fowler CJ, Lepinard V, Malone-Lee JG, Messelink EJ, et al. EAU-Leitlinien zu chronischen Beckenschmerzen. Eur Urol 2004;46:681-9.

56. Wenninger K, Heiman JR, Rothman I, Berghuis JP, Berger RE. Auswirkungen der chronischen nichtbakteriellen Prostatitis auf den Gesundheitszustand und ihre Korrelate. J Urol 1996;155:965-8.

57. Nickel JC. Prostatitis: Mythen und Realitäten. Urology 1998;51:362-6.

58. Cho IR, Lee KC, Lee SE, Jeon JS, Park SS, Sung LH, et al. Clinical outcome of acute bacterial prostatitis, a multicenter study. Korean J Urol 2005; 1034-9.

59. Krieger JN, Riley DE. Prostatitis: Welche Rolle spielt die Infektion? Int J Antimicrob Agents 2002;19:475-9.

60. Naber KG, Weidner W. Chronische Prostatitis - eine Infektionskrankheit? J Antimicrob Chemother 2000;46:157-61.

61. Pontari MA. Chronische Prostatitis/chronisches Beckenschmerzsyndrom. Urol Clin North Am 2008;35:81-9.

62. Nickel JC, Nigro M, Valiquette L, Anderson P, Patrick A, Mahoney J, et al. Diagnosis and treatment of prostatitis in Canada. Urologie 1998;52:797-802.

63. Meares EM, Stamey TA. Bakteriologische Lokalisationsmuster bei bakterieller Prostatitis und Urethritis. Invest Urol 1968;5:492-518.

64. Drach GW, Meares EM, Fair WR, Stamey TA. Klassifizierung gutartiger Erkrankungen, die mit Prostataschmerzen einhergehen: Prostatitis oder Prostatodynie? J Urol 1978; 120:266.

65. Krieger JN, Egan KJ, Ross SO, Jacobs R, Berger RE. Chronische Beckenschmerzen sind die wichtigsten urogenitalen Symptome der "chronischen Prostatitis". Urolologie 1996;48:715-22.

66. Goldstraw MA, Fitzpatrick JM, Kirby RS. Welche Rolle spielt die Entzündung in der Pathogenese des Prostatakrebses? BJU Int 2007;99:966-8.

67. Pontari MA, Ruggieri MR. Mechanismus bei Prostatitis/chronischem Beckenschmerzsyndrom. J Urol 2004;172:839-45.

68. Hellstrom WJG, Schmidt RA, Lue TF, Tanagho. Neuromuskuläre Dysfunktion bei nichtbakterieller Prostatitis. Urology 1987;30:183-8.

69. Persson BE, Ronquist G. Beweise für einen mechanistischen Zusammenhang zwischen nichtbakterieller Prostatitis und Urat- und Kreatininwerten in exprimierter Prostatasekretion. J Urol 1996;155:958-60.

70. Shoskes DA, Berger R, Eimi A, Landis JR, Propert KJ, Zeitlin S; Chronic Prostatitis Collaborative Research Network Study Group. Muskelzärtlichkeit

bei Männern mit chronischer Prostatitis/chronischem Beckenschmerzsyndrom: die chronische Prostatitis-Kohortenstudie. J Urol 2008;179:556-60.

71. Krieger JN, Riley DE, Roberts MC, Berger RE. Prokaryotische DNA-Sequenzen bei Patienten mit chronischer idiopathischer Prostatitis. J Clin Microbiol 1996;34:3120-8.

72. Alexander RB, Ponniah S, Hasday J, Hebei JR. Erhöhte Werte proinflammatorischer Zytokine im Sperma von Patienten mit chronischer Prostatitis/chronischem Beckensyndrom. Urologie 1998;52:744-9.

73. Han MC, Kim JS, Shim BS. Analyse der Risikofaktoren, die mit dem Fortschreiten einer chronischen Prostatitis zusammenhängen. Korean J Urol 2005;46:1040-5.

74. Bartoletti R, Cai T, Mondaini N, Dinelli N, Pinzi N, Pavone C, et al. Prävalenz, Inzidenzschätzung, Risikofaktoren und Charakterisierung der chronischen Prostatitis/des chronischen Beckenschmerzsyndroms bei ambulanten Patienten in urologischen Krankenhäusern in Italien: Ergebnisse einer multizentrischen Fall-Kontroll-Beobachtungsstudie. J Urol 2007;178:2411-5.

75. Hennenfent BR, Feliciano AE. Veränderungen in der Anzahl der weißen Blutkörperchen bei Männern, die sich dreimal wöchentlich einer Prostatamassage, einer mikrobiellen Diagnose und einer antimikrobiellen Therapie bei genitourinen Beschwerden unterziehen. Br J Urol 1998;81:370-6.

76. Muller CH, Berger RE, Mohr LE, Krieger JN. Vergleich von mikroskopischen Methoden zum Nachweis von Entzündungen in ausgedrückten Prostatasekreten. J Urol 2001;166:2518-24.

77. Krieger JN, Jacobs R, Ross SO. Erkennung von Entzündungen der Harnröhre und der Prostata bei Patienten mit chronischer Prostatitis. Urologie 2000;55:186-92.

78. Nickel JC, Ardern D, Downey J. Die zytologische Untersuchung des Urins ist wichtig für die Beurteilung der chronischen Prostatitis. Urologie 2002;60:225-7.

79. Dennis LK, Lynch CF, Torner JC. Epidemiologischer Zusammenhang zwischen Prostatitis und Prostatakrebs. Urology 2002:60:78-83.

80. Roberts RO, Bergstralh EJ, Bass SE, Lieber MM, Jacobsen SJ. Prostatitis als Risikofaktor für Prostatakrebs. Epidemiologie 2004;15:93-9.

81. Cho IR, Chang YS, Roh JS, Jeon JS, Park SS. Veränderung von PSA und PSAD nach antibiotischer Behandlung bei Patienten mit Prostatitis. Korean J Androl 2002;20:100-5.

82. Lee SO, Cho IR, Lee KC, Kim HS. Bewertung des prostataspezifischen Antigens im Serum bei subklinischer Prostatitis: die Rolle der Pathologie der Entzündung. Korean J Urol 2006;47:31-6.

83. Bozeman CB, Carver BS, Eastham JA, Venable DD. Die Behandlung der chronischen Prostatitis senkt das prostataspezifische Antigen im Serum. J Urol 2002;167:1723-6.

84. Dimitrakov JD, Kaplan SA, Kroenke K, Jackson JL, Freeman MR. Behandlung der chronischen Prostatitis/des chronischen Beckenschmerzsyndroms: ein evidenzbasierter Ansatz. Urologie 2006;67:881-8.

85. Benway BM, Moon TD. Bakterielle Prostatitis. Urol Clin North Am 2008;35:23-32.

86. Lee KC, Choi H, Park HS, Kim J J, Moon DG. Therapeutische Wirksamkeit der extrakorporalen Magnettherapie bei chronischem Beckenschmerzsyndrom. Korean J Urol 2003;44:693-6.

87. Desireddi NV, Campbell PL,. Stern JA, Sobkoviak R, Chuai S, Shahrara S,

et al. Monocyte chemoattractant protein-1 and macrophage inflammatory protein-1a as possible biomarkers for the chronic pelvic pain syndrome. J Urol 2008;179:1857-62.

88. Leskinen MJ, Kilponen A, Lukkarinen O, Tammela TLJ. Transurethrale Nadelablation zur Behandlung des chronischen Beckenschmerzsyndroms (Prostatitis der Kategorie III): eine randomisierte, scheinkontrollierte Studie. Urologie 2002;60:300-4.

89. Lee KC, Jung PB, Park HS, Whang JH, Lee JG. Transurethrale Nadelablation bei chronischer nichtbakterieller Prostatitis. BJU Int. 2002 Feb;89(3):226-9.

90. Kastner C, Hochreiter W, Huidobro C, Cabezas, Miller P. Gekühlte transurethrale Mikrowellen-Thermotherapie bei therapieresistenter chronischer Prostatitis - Ergebnisse einer Pilotstudie nach 1 Jahr. Urologie 2004;64:1149-54.

91. Yavascaoglu I, Oktay B, Sim§ek U, Ozyurt M. Role of ejaculation in the treatment of chronic non-bacterial prostatitis. Int J Urol 1999;6:130-4.

92. Nickel JC, Downey J, Pontari MA, Shoskes DA, Zeitlin SI. Eine randomisierte, placebokontrollierte, multizentrische Studie zur Bewertung der Sicherheit und Wirksamkeit von Finasterid bei chronischem Beckenschmerzsyndrom bei Männern (chronische nichtbakterielle Prostatitis der Kategorie IHA) BJU Int 2004;93:991-5.

93. Shoskes DA, Zeitlin SI, Shahed A, Raifer J. Quercetin bei Männern mit chronischer Prostatitis der Kategorie III: eine vorläufige prospektive, doppelblinde, placebokontrollierte Studie. Urologie 1999;54:960-3.

94. Lee KC, Cho IR. Chronische Prostatitis/chronisches Beckenschmerzsyndrom bei Jugendlichen im Vergleich zu jungen Erwachsenen. Investig Clin Urol. 2017 Jul;58(4):267-70.

95. Lee AG, Choi YH, Cho SY, Cho IR. Eine prospektive Studie zur Reduzierung unnötiger Prostatabiopsien bei Patienten mit hohem prostataspezifischem Antigen im Serum unter Berücksichtigung der Prostataentzündung. Korean J Urol. 2012;53:50-3.

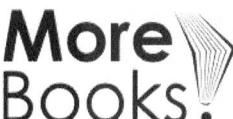
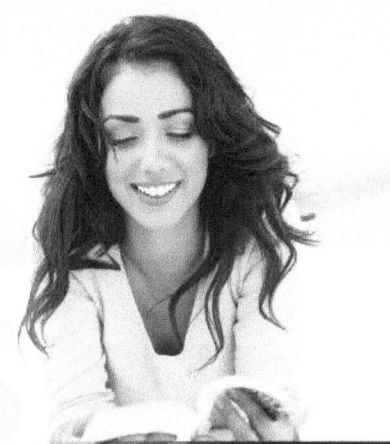

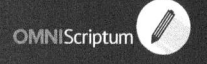

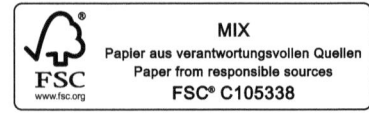

Printed by Books on Demand GmbH, Norderstedt / Germany